AF299291

DE LA

PHARYNGOTHÉRAPIE

DANS

L'OZÈNE

PAR

A. DÉROUAU

Docteur en Médecine de la Faculté de Paris
Pharmacien de 1re classe
Ancien Interne des Hôpitaux de Paris
Lauréat de l'École Supérieure de Pharmacie de Paris
(Médaille d'Or et Prix Desportes)

LAVAL

LÉON BARNÉOUD & Cie

IMPRIMERIE PARISIENNE

8, Rue Ricordaine

1899

DE LA
PHARYNGOTHÉRAPIE
DANS
L'OZÈNE

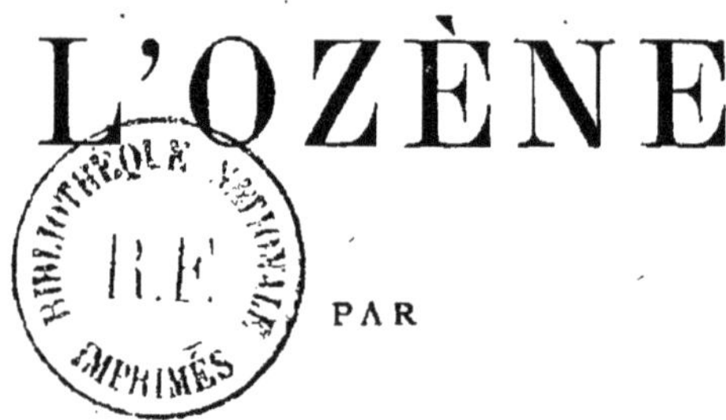

PAR

A. DÉROUAU

Docteur en Médecine de la Faculté de Paris
Pharmacien de 1re classe
Ancien Interne des Hôpitaux de Paris
Lauréat de l'Ecole Supérieure de Pharmacie de Paris
(Médaille d'Or et Prix Desportes)

LAVAL
LÉON BARNÉOUD & Cie
IMPRIMERIE PARISIENNE
8, Rue Ricordaine

1899

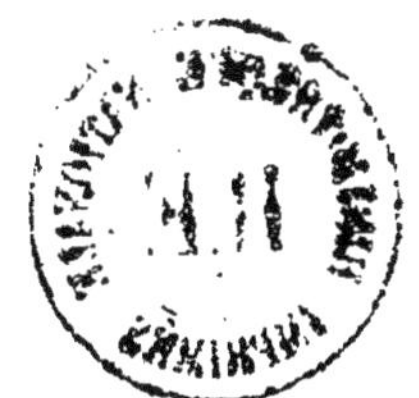

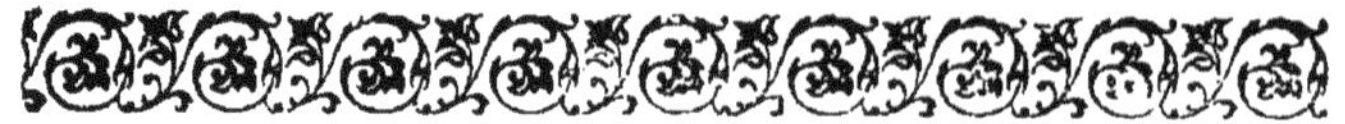

TABLE DES MATIÈRES

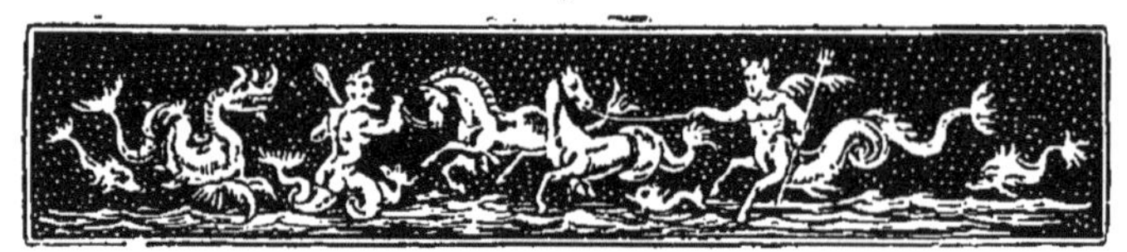

INTRODUCTION

Ayant eu pendant ces deux dernières années à nous occuper spécialement des affections des voies respiratoires supérieures, nous avons pu, par des observations très souvent répétées, nous convaincre des excellents résultats que donne la *Pharyngothérapie* dans le traitement de l'*Ozène* et de ses complications.

C'est ce sujet que nous avons pu étudier d'une façon tout à fait particulière que nous traiterons ici.

Le mot Ozène, qui signifie *puanteur*, a été employé depuis longtemps pour désigner une affection nasale dont la caractéristique prin-

I

cipale était la mauvaise odeur qu'exhalait l'air rejeté par la respiration.

On décrivait autrefois plusieurs variétés d'ozène et on instituait un traitement approprié à chacune d'elles.

Depuis lors, bien des divisions ont été adoptées, et abandonnées. Aujourd'hui, depuis le nom jusqu'au traitement, tout est sujet à la controverse et à la contradiction, mais nous n'en conserverons pas moins les dénominations d'*Ozène* et de *Rhinite atrophique fétide*, qui à elles seules réunissent les symptômes principaux de l'affection qui nous occupe, et nous désignerons par là : « *Une maladie* causée par le diplobacille encapsulé de Lœvenberg, caractérisée par l'élargissement des fosses nasales, dû à l'atrophie de la muqueuse et à la résorption du tissu osseux, sans ulcération et sans nécrose. Cette affection est caractérisée cliniquement par une accumulation de sécrétions croûteuses, d'une odeur fétide (punaisie) et accessoirement par une sécheresse de la gorge due à la propagation du processus atrophique au pharynx ».

Cette entité morbide est assurément très fréquente et si nous nous reportons aux diverses statistiques, nous remarquons que les professions qui exposent à un air chaud et desséché sont celles qui fournissent le plus d'ozéneux.

La muqueuse nasale se dessèche insensiblement et la maladie ne tarde pas à apparaître dans le vestibule du nez ; de là, elle s'étend vers la profondeur et suit sa marche chronique de plus en plus envahissante.

Un travail récent, publié en Allemagne, par U. Ribay, vient à l'appui de ces faits : « Le vestibule, ou plutôt la partie antérieure de la cloison serait le point de départ de l'Ozène ».

Les complications que peut créer l'Ozène sont nombreuses, nous les passerons en revue dans le cours de cette étude, nous verrons en effet, des irradiations fréquentes du côté des yeux, des oreilles, du larynx, du poumon, de l'œsophage, de l'estomac.

Nous terminerons ensuite par le traitement, « *La Pharyngothérapie* » et exposerons une partie des nombreuses observations que nous avons recueillies à la clinique et qui ont été suivies soit de guérison, soit d'amélioration très satisfaisante.

Que M. le Professeur Tillaux, dont les leçons nous ont été si précieuses, veuille bien recevoir tous nos remerciements de nous avoir fait l'honneur d'accepter la présidence de notre thèse.

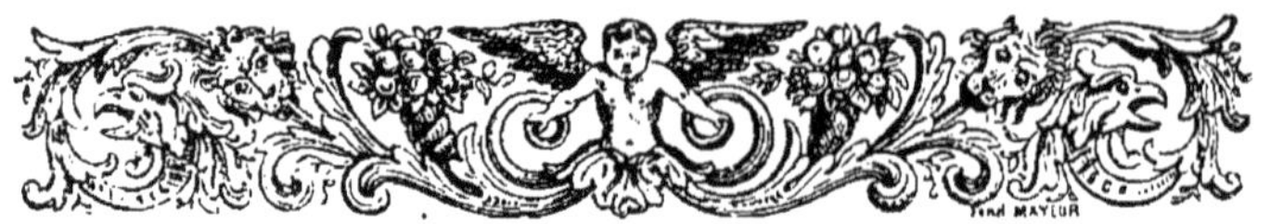

CHAPITRE PREMIER

HISTORIQUE

Galien définissait ainsi l'Ozène :

L'Ozène est une ulcération dans la profondeur des narines, de mauvaise odeur, avec écoulement.

Pour Sauvages, la puanteur de la matière ichoreuse qui sort des narines n'est pas un signe certain de la présence de l'ulcère, puisqu'on voit s'écouler des narines une humeur fétide qui n'est cependant point purulente, et qui n'est autre chose que du mucus corrompu par son séjour, à cause de l'ouverture étroite des narines.

Il en fait même une espèce distincte qu'il nomme *punaisie des Camards.*

Celse l'attribue à une humeur âcre et putrescible, et à la corruption des os.

En 1804, Deschamp, un médecin français, écrivait dans un livre très documenté :

« Les ulcères invétérés, ou l'Ozène des anciens, peuvent avoir pour cause une plaie ou contusion, et être entretenus par la présence d'une humeur acrimonieuse : Des substances âcres portées par l'air dans le nez, les poudres sternutatoires violentes et capables de corroder les membranes, peuvent de même l'occasionner ; il peut aussi provenir des polypes ou les accompagner.

Ces diverses causes donnent lieu à un ulcère simple, qui par la suite prend un mauvais caractère, soit qu'il soit entretenu par une disposition vicieuse des humeurs, ou par l'existence d'un virus quelconque.

Son odeur est fétide et a quelque chose de particulier analogue à celle des punaises, ce qui lui a fait donner le nom d'Ozène par les anciens. Il cause des douleurs très vives, la matière purulente qui en découle est puante. Cet ulcère rampe souvent, et finit par ronger ou les ailes du nez, ou leurs interstices ; il attaque même quelquefois les os tendres et spongieux de ces parties, et les ronge.

Tantôt ces ulcères sont situés au-devant des fosses nasales et de manière à être apperçus facilement, mais le plus souvent ils sont situés trop profondément pour pouvoir être à la portée des secours de l'art, lorsqu'ils ne sont point dus à un vice vénérien, ce dont on s'éclairera par l'aveu du malade, plus encore par les symptomes qui auront précédé la maladie ; la cause en étant inconnue, l'ozène reste pour la plupart du temps incurable ».

Franc fait trois sortes d'Ozène suivant le siège qui le produit :

C'est ainsi qu'il décrit :

1° Un ozène des fosses nasales ;

2° Un ozène des sinus frontaux ;

3° Un ozène des sinus maxillaires.

Il les étudie aussi suivant leur nature, et les divise en :

1° Ozène traumatique ;

2° — catarrhal ;

3° — scorbutique ;

4° — scrofuleux ;

5° — arthritique ;

6° — vénérien.

Enfin, d'après les lésions concomittantes, il décrit des Ozènes simples ou compliqués de carie du cornet inférieur, de l'ethmoïde, du sphénoïde, des os propres du nez, du vomer, des palatins.

D'après Lagneau, l'Ozène serait dû surtout à des ulcérations.

Valleix ayant remarqué que la fétidité pouvait exister sans ulcérations des fosses nasales, et réciproquement des ulcérations sans fétidité, décrit sous le nom de Coryza ulcéreux, les ulcérations nasales fétides ou non, et fait à part une classe de Coryza ulcéreux qu'il nomme Ozène et qu'il divise en syphilitique et non syphilitique mais n'en donne pas le diagnostic clinique différentiel.

D'après Trousseau il n'y a pas de rapport entre l'Ozène et les lésions ulcéreuses ou spécifiques des fosses nasales, cette mauvaise odeur des sécrétions serait à comparer à celles que répandent chez quelques personnes la sueur des pieds et les sécrétions vaginales.

Il a néanmoins décrit trois espèces d'Ozène:

1° Le scrofuleux ;

2° Le syphilitique ;

3° L'herpétique.

Le professeur Jaccoud dit que l'Ozène peut exister en dehors de toute influence diathésique par idiosyncrasie qu'on ne peut interpréter.

CHAPITRE II

ANATOMIE DES CAVITÉS NASALES

Les fosses nasales communiquent d'une part avec l'extérieur, d'autre part avec le pharynx. Elles sont précédées de deux cavités, sortes de vestibules, nommées narines.

1° *Des narines.*

La narine est circonscrite entre les deux branches du cartilage de l'aile du nez. La peau qui la tapisse est blanche, très sensible au chatouillement, et présente à sa surface, surtout sur l'interne des poils longs et raides nommés vibrisses qui protègent l'entrée des fosses nasales, contre les corps étrangers.

A ces poils sont annexées de nombreuses glandes sébacées susceptibles de s'enflammer. C'est là le point de départ de furoncles extrêmement douloureux.

2° *Des Fosses nasales.*

Elles sont situées au-dessous du crâne, au-dessous et en dedans des cavités orbitaires, au-dessus de la voûte palatine et entre les deux sinus maxillaires.

Leur forme est celle d'une pyramide triangulaire divisée par une cloison complète en deux cavités secondaires distinctes l'une de l'autre.

La paroi supérieure appelée voûte, est très étroite surtout du côté de l'ethmoïde ; là, elle est mince et percée de trous laissant passage aux branches du nerf olfactif.

La paroi inférieure n'a pas plus de douze

à quinze millimètres de long. Elle est concave transversalement et présente d'avant en arrière un plan légèrement incliné en bas.

En avant, de chaque coté de l'épine nasale antérieure, on y rencontre le canal palatin antérieur.

Le paroi interne est la cloison formée du vomer en bas et de la lame perpendiculaire de l'ethmoïde en haut. Entre ces deux os et en avant, on trouve le cartilage triangulaire, ou cartilage de la cloison. Les deux faces sont tapissées par la muqueuse pituitaire.

La paroi externe est oblique de haut en bas et de dedans en dehors. Il s'en détache trois saillies osseuses qui se portent vers la cavité et en diminuent singulièrement la largeur : ce sont les cornets supérieur, moyen et inférieur. Leur volume va en augmentant de haut en bas.

Tous ces cornets se recourbent à leur bord libre en décrivant une courbe à concavité externe.

Entre chaque cornet et la paroi externe,

on trouve les méats qui portent les noms du cornet qui les forme.

Au-dessus du méat supérieur s'ouvre le sinus sphénoïdal.

Les cellules ethmoïdales postérieures s'ouvrent dans le méat supérieur ; les antérieures dans le méat moyen.

En avant et au-dessous du cornet moyen on trouve une gouttière nommée infundibulum communiquant largement avec le sinus frontal.

Sur la paroi de cette gouttière existe un orifice qui la fait communiquer avec le sinus maxillaire.

Ce même sinus maxillaire communique du reste avec le méat moyen par un autre orifice dont les dimensions sont très variables.

Le méat moyen est très largement ouvert en avant, tandis que le méat inférieur s'élève au contraire très peu au-dessus du plancher des fosses nasales.

Dans le méat inférieur on trouve l'orifice inférieur du canal nasal.

Les fosses nasales présentent deux orifices antérieures et deux postérieures.

La membrane pituitaire est fibro-muqueuse, elle recouvre non seulement les cornets et les méats, mais encore toutes les cavités qui viennent s'ouvrir dans cette région.

Sur la cloison, la muqueuse pituitaire est rose, lisse, bien tendue, sans aucun pli ; elle est mince mais résistante, et adhère peu par sa face profonde.

On retrouve à peu près les mêmes caractères sur la paroi inférieure.

Sur la paroi externe, elle tapisse le méat inférieur et envoie un prolongement dans le canal nasal. Elle se comporte de la même manière sur le reste de la paroi externe ; mais elle n'est plus rouge comme sur la cloison, elle est grisâtre, plissée, épaisse, mais lâche, comme infiltrée. Elle déborde toujours de plusieurs millimètres le bord libre des cornets.

A la voûte la muqueuse pituitaire est beaucoup plus mince et moins résistante ; elle tapisse la lame criblée de l'ethmoïde et reçoit en ce point les filets du nerf olfactif.

La membrane pituitaire recouverte d'un épithélium à cils vibratiles est constituée par une couche profonde fibreuse et une couche superficielle muqueuse qui renferme des vaisseaux nombreux ainsi que des glandes en grappes très abondantes et disséminées sur toute la surface de la muqueuse.

Ces glandes siègent surtout dans la portion inférieure ou respiratoire et occupent de préférence le bord libre des cornets.

Les artères de la pituitaire sont la sphéno-palatine et la ptérygo-palatine provenant de la maxillaire interne, et les deux ethmoïdales provenant de l'ophthalmique.

Les veines nombreuses et volumineuses accompagnent généralement les artères.

Les vaisseaux lymphatiques aboutissent aux ganglions sous-maxillaires.

Les nerfs sont le nerf olfactif pour la sensibilité spéciale, et le trijumeau pour la sensibilité générale.

3° *Portion nasale du Pharynx ou Rhino-Pharynx.*

Cette partie des voies respiratoires est limitée en haut et en arrière par l'apophyse basilaire, en bas par le voile du palais, sur les côtés par les ailes internes des apophyses ptérygoïdes.

Sa hauteur est de deux à trois centimètres, sa largeur d'environ trois centimètres.

A chaque déglutition le voile du palais se redresse et intercepte toute communication entre la portion buccale et la portion nasale.

Sur les parties latérales du naso-pharynx on trouve les ouvertures du pavillon de la trompe d'Eustache et un peu plus en arrière la fossette de Rosenmuller.

La paroi postéro-supérieure est formée par la face inférieure de l'apophyse basilaire, recouverte par un trousseau fibreux d'une épaisseur considérable.

Dans ce pharynx nasal on trouve plusieurs organes lymphoïdes : l'amygdale pharyngée, située à la voûte du pharynx est étendue d'une trompe à l'autre, et présente de chaque côté de la ligne médiane quatre dépressions séparées par des crêtes à direction antéro-postérieures. Sur la ligne médiane elle-même, existe un sillon plus profond que les autres qui aboutit à un foramen cæcum analogue à celui de la base de la langue.

C'est ce qu'on nomme la bourse pharyngienne de Luschka.

4° *Portion buccale du pharynx.*

Cette portion est comprise entre le voile du palais en haut, la base de la langue et l'épiglotte en bas, la face latérale du pharynx sur les côtés.

C'est la partie la plus large du pharynx,

elle mesure trois à quatre centimètres de longueur sur quatre à cinq de hauteur.

Elle répond en arrière à la colonne verté-brale, et l'on arrive facilement en portant le doigt au fond de la bouche à sentir le tuber-cule de l'axe antérieur de l'atlas.

Tout ce qui est situé en arrière du pilier antérieur du voile du palais appartient au pharynx : on trouve dans cette région les piliers postérieurs formés par le muscle pha-ryngo-staphylin, qui se réunissent aux piliers antérieurs en haut à la luette, et s'écartent en bas en formant une fossette qui loge l'amygdale.

5° *De l'amygdale.*

C'est une glande lymphoïde composée de vésicules closes sphéroïdales, rangées autour des dépressions ou lacunes dont sa face interne est creusée.

Sa forme est celle d'une amande dont le

grand axe vertical est légèrement incliné en bas et en arrière.

Son volume est très variable, et elle n'est séparée de la carotide interne que par l'épaisseur de la paroi pharyngienne, c'est-à-dire par un plan musculeux et un plan fibreux tous les deux fort minces.

STRUCTURE DU PHARYNX.

Le pharynx est formé, en procédant de dedans en dehors :

1° D'une couche muqueuse,

2° D'une couche glanduleuse,

3° D'une couche fibreuse appelée aponévrose pharyngienne.

4° D'une couche musculeuse,

5° D'une couche fibro-celluleuse.

Dans la portion nasale, la muqueuse est épaisse et rougeâtre, elle forme un bourrelet autour du pavillon de la trompe d'Eustache, par laquelle elle se continue avec la muqueuse de la caisse du tympan.

Dans la portion buccale elle est plus mince et moins colorée.

Dans la portion laryngienne elle est pâle et plissée.

La couche glanduleuse est d'une épaisseur remarquable, ce sont les glandes qui donnent à la muqueuse son aspect grenu et chagriné.

Les lymphatiques sont nombreux et aboutissent : les uns aux ganglions sous-maxillaires, les autres aux ganglions rétro-pharyngiens.

CHAPITRE III

DU POINT MORT DANS LE PHARYNX NASAL

En examinant attentivement un pharynx nasal, ou plutôt le mécanisme qui se passe dans cette région, on remarque que l'air inspiré par le nez ne se réfléchit pas sur la partie qui recouvre l'apophyse basilaire avant de pénétrer dans les voies respiratoires inférieures.

Or cette surface, plus ou moins humide à l'état normal, retient comme les cornets, les fines poussières et les microbes entraînés par l'air et qui n'ont pas été arrêtés dans leur course à travers les fosses nasales.

A leur contact, cette surface finit par de-

venir un milieu de moindre résistance, et si
à cela nous ajoutons que l'air ne circule pas
à son niveau, qu'à chaque déglutition le
voile du palais en se relevant ne dépasse pas
le niveau de la voûte palatine, on voit que
cette partie du pharynx nasal, n'étant pas ba-
layée en quelque sorte par la salive déglutie
ne peut se débarrasser des impuretés qui la
recouvrent et tend à s'infecter de plus en plus.

Cette remarque est si vraie que si on examine avec un miroir cette partie du naso-
pharynx chez un ozéneux, on voit une ligne
de démarcation transversale très nette, située juste à l'endroit où vient s'appliquer
la partie libre du voile du palais : au-dessous, la muqueuse est humide, rosée ; au-
dessus elle est desséchée, et très souvent
recouverte de croûtes noires ou grises ayant
une odeur très prononcée.

Cette partie du pharynx nasal est donc
un point mort en quelque sorte, admirablement constitué pour faciliter les infections
primitives ou secondaires.

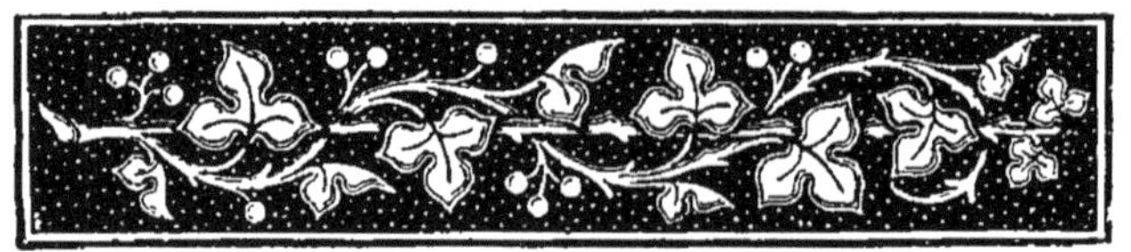

CHAPITRE IV

DES VOIES NASALES DANS LES MALADIES D'INHALATION

La variété de microbes que renferme l'air à l'état de suspension est très grande. On trouve en effet dans cette poussière si légère, si facilement visible à l'aide des rayons solaires pénétrant dans une chambre obscure, on trouve dis-je : bactéries, microcoques, bacilles, etc.

Leur quantité est très différente d'un endroit à un autre, plus grande dans les villes que sur les montagnes, et dans la même ville, on trouve des variabilités qu'ont relevé les curieuses statistiques de Miquel.

Parmi ces microbes, les uns sont inoffensifs : tels le micrococcus liquefacius albus, le micrococcus cumulatus tenuis, le micrococcus liquefacius flavus, signalés par L. *Von Besser*.

D'autres sont pathogènes : tels le streptocoque, le staphylococcus albus, le staphylococcus aureus, le pneumocoque de Friedlander, le pneumocoque de Talamon-Frankel.

Ces microbes, quoique pathogènes, restent à l'état latent dans l'organisme, leur action étant détruite ou contrebalancée par la phagocytose.

Mais que l'organisme, au lieu de se défendre devienne pour une cause ou une autre un milieu de moindre résistance, on voit alors le rôle pathogène de ces microbes s'accentuer, la lutte qu'ils engagent continuellement avec l'organisme change de tournure, la victoire leur appartient bientôt.

Mais quelle est la voie, la porte d'entrée la plus fréquente de ces infiniment petits ?

Nous répondrons : c'est la voie nasale.

C'est en effet dans le nez et le pharynx nasal, qu'évolue la période d'incubation, c'est là en quelque sorte le point de départ de la généralisation.

Rougeole, scarlatine, pneumonie, grippe, tuberculose, etc., ont généralement un point de départ nasal.

On retrouve en effet dans les voies nasales et pharyngées, les microbes tenus en suspension dans l'air et que nous avons cité plus haut. Ils sont là, maintenus, ou plutôt détruits, au fur et à mesure qu'ils arrivent, par l'action bactéricide du mucus nasal.

Wurtz et Lermoyez n'ont pu cultiver les bactéries charbonneuses dans le mucus nasal humain, et ce mucus inoculé à des cobayes n'a déterminé, chez ces derniers, aucun accident.

Leur résultat a été négatif ou à peu près avec le staphylocoque, le streptocoque, le coli-bacille.

A cette action bactéricide du mucus qui

protège l'organisme contre l'invasion microbienne, il faut ajouter la disposition anatomique des fosses nasales.

L'air en effet, avant de pénétrer dans la cavité thoracique est obligé de passer par une sorte de dédale merveilleusement organisé.

Il en résulte que :

1° Sa vitesse est diminuée.

2° Sa température se rapproche de celle de l'individu.

3° Il se charge d'une humidité suffisante pour ne pas dessécher les voies respiratoires inférieures.

4° Il se débarrasse des microbes et poussières qu'il tenait en suspension.

Ajoutons à cela que les fosses nasales portent à leur surface des cils vibratiles, qui ramènent à l'extérieur les impuretés que l'air a déposées, et que cette action mécanique est aidée par les larmes, qui, déversées par le canal nasal, forcent l'individu à se moucher et par suite à se débarrasser des substances étrangères.

L'air après avoir traversé les fosses nasales est obligé, avant de pénétrer dans les voies respiratoires inférieures, de franchir une autre ligne de défense formée par les organes lymphoïdes du pharynx et du naso-pharynx.

Ces différents tissus concourent à la phagocytose comme ceux des fosses nasales, et surtout celui du cornet inférieur.

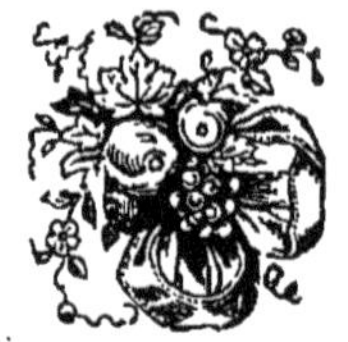

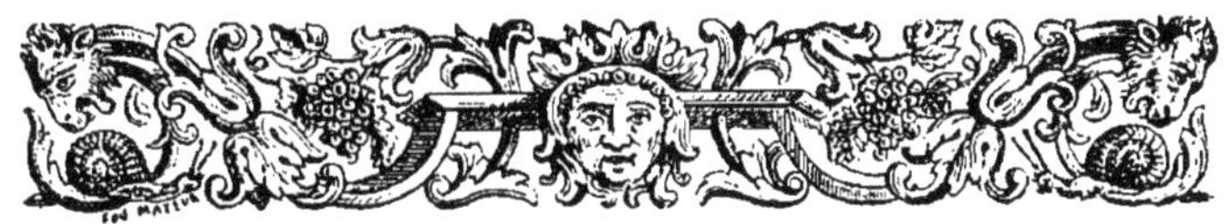

CHAPITRE V

THÉORIES ANATOMO-PATHOLOGIQUES DE L'OZÈNE

D'après Gottstein, l'Ozène serait dû à une rhinite chronique, suivie de l'atrophie de la muqueuse avec ses follicules glandulaires. D'après cela, la sécrétion serait altérée, et son séjour dans les fosses nasales la rendrait fétide.

D'après Krause et Habermann, l'Ozène serait dû à la décomposition des granulations graisseuses qu'on trouve dans l'épithélium des glandes de la muqueuse.

En 1889, Volkmann, au congrès de chirurgie de Berlin, fait ressortir le changement de forme de l'épithélium des fosses nasales, qui de cylindrique devient pavimenteux.

D'après Zaufal (de Prague), l'Ozène serait dû à une disposition congénitale des fosses nasales, qui consiste en une atrophie des cornets, d'où élargissement des fosses nasales.

Calmettes en 1879 et le Dr Martin en 1881, ont soutenu cette même théorie :

D'après ces auteurs, l'ozène vrai, résulterait de la trop grande largeur des ou de l'une des fosses nasales. Cette anomalie s'accompagnerait tôt ou tard, d'un catarrhe chronique de la muqueuse ; elle serait la cause directe d'une stagnation des mucosités que l'air expiré ne peut balayer, et leur décomposition donnerait lieu au symptôme principal de la maladie : la fétidité.

En d'autres termes, la largeur des fosses nasales serait le fait primordial, la stagnation des mucosités et leur décomposition dans un air chaud et humide, la conséquence, et la fétidité, la résultante.

CHAPITRE VI

LE MICROBE DE L'OZÈNE

L'ozène date généralement de l'enfance du sujet, qu'il ne quitte plus durant toute sa vie. Il imprime d'une façon permanente à l'haleine du malade une odeur fade et nauséabonde *sui generis* pire que les émanations de la putréfaction même.

La muqueuse qui tapisse l'intérieur du nez, épaisse et pleine de suc à l'état normal, s'atrophie et se réduit à une mince pellicule couverte par places, de croûtes extrêmement adhérentes dans lesquelles se rencontre le *factor* caractéristique.

. Les os même de la charpente nasale subissent le même *processus*, les cornets se réduisent à de minces bourrelets, les méats nasaux s'élargissent et permettent à l'observateur de voir le fond du pharynx nasal.

Dès 1881 Lœvenberg avait déjà fait entrevoir au congrès médical international de Londres, que le mucus nasal des punais contenait un microbe spécial, unique et caractéristique. Il avait en effet décrit un très gros coccus immobile, associé toujours pour ainsi dire en doubles, et ceux-ci souvent accouplés en chaînes réunies par une masse hyaline.

Il avait remarqué que leur section optique était presque rectangulaire, comme s'ils étaient cylindriques, au lieu d'être amincis et arrondis aux deux extrémités.

Après les avoir colorés au violet de gentiane, il avait quelquefois reconnu vers leur milieu une zone transversale plus claire.

Il avait donné à ce microbe le nom de Coccus et avait remarqué la grande ressemblance qui existait avec le Pneumocoque de Friedlander,

Il avait remarqué que les couleurs d'aniline donnaient des images magnifiques, surtout la fuschine et le violet de gentiane, et que la méthode de Gram ne donnait rien.

Déjà dès ces premières recherches il avait remarqué que la plupart du temps ce coccus était encapsulé. C'est dans la note qu'il publia à la Société des sciences de Gannat (Allier) en février 1885 qu'il donna pour la première fois la description d'une zone claire, d'une capsule entourant les coccus.

Au mois d'août de la même année le Dr Klamann, de Luckenvald décrit dans l'Ozène un coccus encapsulé.

En 1886 le Dr Thost décrit absolument le même microbe.

Pour le cultiver, on prend une parcelle des filaments muqueux tendus entre le septum et les cornets et on les étend sur des plaques de gélatine. Des colonies se développent déjà à la température ordinaire, elles sont quelquefois tellement abondantes que toute la masse en est parsemée.

On remarque qu'elles se présentent sous deux aspects différents :

1° Petites colonies, rondes, jaunâtres, d'apparence compacte, situées dans l'épaisseur de la gélatine.

2° Colonies plus grandes, demi-transparentes, d'un blanc plus ou moins laiteux, et occupant la surface de la masse. (Ces colonies ne manquent jamais.)

C'est la position à la surface ou dans la profondeur de la gélatine qui donne ces apparences diverses.

En dehors de ce microbe caractéristique, on trouve quelquefois d'autres microorganismes qui ne jouent aucun rôle dans l'Ozène.

« Il résulte de ce qui précède, dit Loevenberg, que c'est bien là un microbe particulier, unique et bien défini qui caractérise l'Ozène, et l'examen microscopique des cultures prouve de plus que c'est bien le coccobacille décrit par moi en 1884. C'est lui qui forme les deux espèces de colonies mais on l'y rencontre souvent sans capsule. »

Dans les cultures desséchées, le microbe conserve sa vitalité pendant plusieurs mois. Il est tellement résistant qu'il pousse même sur de la gélose à réaction acide. Il se cultive jusqu'à la température de 43°4. La limite supérieure est vers 44°. Etalé en couches minces, il meurt au bout d'une minute de contact avec de l'eau à 54°.

Sur gélose le microbe forme une couche unie d'un blanc sale tirant sur le gris.

Sur le sérum humain ou animal, les cultures ressemblent beaucoup à celles sur gélose.

Le cocco-bacille se développe très bien sur la pomme de terre.

Ce microbe donne dans presque tous ces milieux de culture des produits odorants, et fait bien inattendu, les odeurs qu'il dégage sont dans la majorité agréables :

Sur gélatine c'est l'odeur de Troëne (Ligustrum vulgare).

Sur pomme de terre, odeur de sauce au vin blanc.

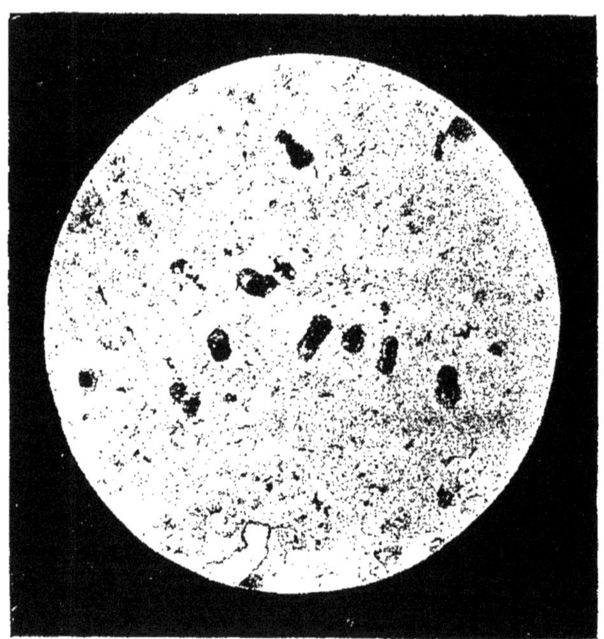

D'après Lœvenberg.

Sang d'une souris tuée par l'injection sous cutanée du
microbe de l'ozène, coloré avec la solution de Ribbert
(Dahlia additionné d'acide acétique).
Les microbes et les capsules sont teintés ; celles-ci for-
ment un halo coloré, entourant les microbes, et affec-
tant autour des Diplo-baccilles la forme d'un biscuit.
La préparation ne contient pas de globules sanguins.

Sur sérum, odeur aromatique, comme éthérée.

Ce n'est qu'en semant ce microbe sur la viande fraîche ou stérilisée par la chaleur qu'on obtient en plaçant les tubes de culture à l'étuve, une odeur très désagréable, mais différente de celle de l'Ozène.

Malgré ces différences d'odeur, il faut admettre d'une façon générale que nos milieux de culture habituels, tout en permettant à certains microbes de pulluler, ne réalisent point les conditions que la nature leur fournit dans l'organisme.

Le microbe de l'Ozène est généralement encapsulé quand on l'examine dans le mucus nasal des malades, il l'est toujours dans le sang des animaux morts à la suite de son injection. La solution de Ribbert les teint facilement.

Dans la syphilis tertiaire du nez, appelé improprement ozène syphilitique avec nécrose étendue des cornets et du plancher du nez, le pus extrêmement fétide et sécrété en abondance contient peu de microbes, et ni les préparations microscopiques, ni les cultures ne ressemblent à celles de l'Ozène vrai.

L'odeur de cette affection est même différente de celle de la punaisie, elle a quelque chose d'excrémentitiel.

Dans l'Ozène vrai, le cocco-bacille qui le caractérise domine sur toute la surface interne du nez. Il est aussi très abondant dans le pharynx nasal.

Malgré la grande ressemblance qui existe entre le microbe de Lœvenberg et le pneumo-bacille de Friedländer, on peut, avec une étude approfondie des cultures arriver à les différencier assez facilement, tant par certains détails d'aspect de ces cultures, que par les odeurs qu'elles dégagent.

M. Hajek a décrit un autre microbe, le bacillus fœtidus ozaenae, donnant une odeur se rapprochant de celle de l'Ozène, mais c'est la plutôt un hôte accidentel des fosses nasales, car on ne le rencontre que très rarement dans l'Ozène.

Comme conclusion nous pouvons dire avec Lœvenberg que :

Le microbe de l'Ozène n'est pas identique au pneumo-bacille dont il ne constitue ni une forme atténuée, ni exaltée.

Le cocco-bacille de l'Ozène est un microbe *sui generis*, propre à l'affection en question.

On ne le rencontre que chez les ozéneux. Il est extrêmement pathogène, il est capable d'exercer une action redoutable sur l'économie si l'entrée des vaisseaux sanguins ou lymphatiques lui est ouverte.

On le trouve non seulement sur la surface interne des fosses nasales, mais encore sur les cavités adjacentes, pharynx nasal et même larynx.

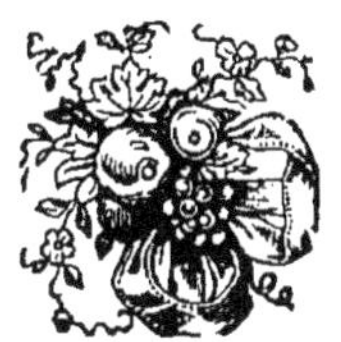

CHAPITRE VII

Cette affection appartient à l'enfance et à l'adolescence. Elle s'établit insensiblement de 8 à 10 ans et de 16 à 20 ans.

Le terrain scrofuleux favorise l'apparition de l'Ozène, mais on le trouve aussi chez des sujets à santé florissante qui n'ont aucune tare de scrofulo-tuberculose.

La syphilis et l'Ozène n'ont aucune parenté.

Les ulcérations, les nécroses cartilagineuses et osseuses qui se montrent dans la période tertiaire de la syphilis, donnent lieu à une odeur fétide qui rappelle celle de l'Ozène, mais qu'il ne faut pas confondre avec lui.

D'après Moldenhauer ce qui caractérise l'Ozène ce n'est pas seulement l'odeur fétide, mais bien l'aspect particulier que présentent les fosses nasales à l'examen rhinoscopique.

L'Ozène est plus fréquent dans le sexe féminin, et comme il apparaît vers la puberté, époque de l'anémie et de la chlorose, on a incriminé ces deux états comme favorisant l'éclosion de l'Ozène.

L'Ozène ne semble pas contagieux.

Il est héréditaire.

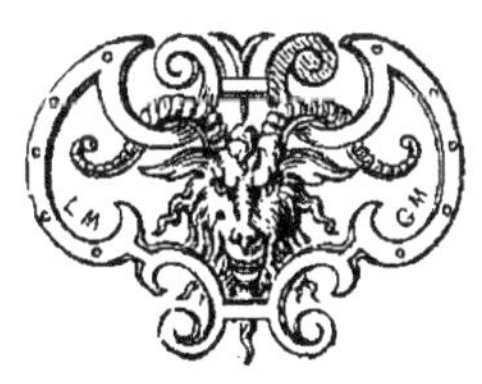

CHAPITRE VIII

SYMPTOMES

Si on examine les fosses nasales, on voit qu'elles ont une largeur anormale, dépendant de la conformation originelle du nez et du stade de la maladie.

La muqueuse ratatinée est collée sur le squelette.

L'atrophie est des plus notables.

Les cornets, surtout le cornet inférieur, disparaissent presque complètement sous l'influence du travail régressif, ce qui permet d'apercevoir dans une étendue beaucoup plus considérable que d'habitude, la cloison et le plancher des fosses nasales,

On distingue même les contours de l'hiatus semi-lunaire, et même les orifices des sinus frontaux et sphénoïdaux.

Ce processus pathologique atrophiant se représente même sur la paroi externe des fosses nasales, et au niveau des os propres, le nez prend une forme ensellée et épatée.

Sur les parois des fosses nasales, il s'accumule du pus, des croûtes brunes, lamelleuses, visqueuses et fortement adhérentes.

Au-dessous de ces croûtes, la muqueuse est saine, et présente quelquefois à la place de ces croûtes des excavations superficielles, mais rouges et saignantes.

L'odeur est caractéristique, c'est une fétidité douceâtre, *sui generis*, bien différente de cette odeur de carie dentaire qu'exhale le pus qui provient de l'antre d'Highmore.

La puissance olfactive n'est pas diminuée, mais les malades ne se sentent pas eux-mêmes, et ne sont que trop instruits de leur repoussante infirmité par leur entourage.

CHAPITRE IX

COMPLICATIONS INFECTIEUSES QUI PEUVENT
ÊTRE PROVOQUÉES PAR L'OZÈNE

Si nous nous reportons à l'anatomie des voies nasales et pharyngées que nous avons exposé plus haut, nous sommes frappés des connexions qui existent avec différents organes importants et des infections qui peuvent en résulter à la suite des modifications que subit la muqueuse dans l'Ozène.

Nous examinerons dans le cours de ce chapitre ; les sinus, les poumons, les voies digestives, les dermatoses, l'appareil occulaire et l'appareil auditif.

SINUS

Trois sinus communiquent avec les fosses nasales :

1° Le sinus maxillaire, qui présente deux orifices, l'un inconstant situé environ au centre du méat moyen ; l'autre constant, l'ostium maxillaire se trouve dans une gouttière nommée infundibulum qui fait communiquer les fosses nasales avec le sinus frontal.

2° Le sinus sphénoïdal qui a deux orifices situés dans la partie postérieure du méat supérieur.

3° Les sinus frontaux par l'infundibulum.

Leur surface est recouverte d'une muqueuse qui bien qu'histologiquement différente de la muqueuse nasale se continue avec elle et est irriguée par les mêmes vaisseaux.

On conçoit d'après cela la facile propagation qui peut exister de l'une à l'autre et les infections secondaires qui peuvent en être la conséquence.

VOIES RESPIRATOIRES

Les muqueuses nasales et pharyngées se continuent sans démarcation limitée avec celles du larynx et de la trachée.

C'est cette disposition anatomique qui explique l'infection de ces derniers organes par voie descendante, consécutivement à celle des fosses nasales.

Il peut même arriver que par suite des modifications survenues dans la structure des fosses nasales, celles-ci se soient élargies. C'est ce que l'on observe dans l'Ozène ; dans ce cas l'air n'étant plus humidifié ni réchauffé comme il doit l'être normalement, impressionne désagréablement la muqueuse des premières voies respiratoires et occasionne des laryngites.

Les croûtes que l'on observe chez les ozéneux peuvent même se détacher des fosses nasales, tomber dans la trachée et ensemencer l'ozène primitif.

C'est là vraisemblablement le mécanisme de l'ozène trachéal étudié par Luc.

Il n'est pas impossible que ce soit l'air chargé du microbe de l'Ozène qui inocule la trachée en y pénétrant. Le fait intéressant, c'est que le larynx est rarement pris dans l'Ozène, on observe bien une laryngite catarrhale, mais les croûtes sont rares.

Observation I (Deglaire).

Berthe B.... 19 ans, domestique. Antécédents héréditaires : père paralysé. Antécédents personnels : rougeole dans l'enfance, coryza et maux de gorge fréquents. Troubles du côté de la vue. Depuis un an, la malade se plaint du nez. Elle y a continuellement des croûtes énormes, très adhérentes, d'une odeur désagréable. Anosmie par intervalles.

Depuis huit jours, elle se plaint de la gorge, elle y a des croûtes analogues à celles du nez ; leur odeur est même plus accusée. Le matin surtout, elle en a une grande quantité, qui la gênent même pour avaler. Elle est obligée de faire des efforts de raclage très énergiques pour les détacher. Elle n'y réussit pas toujours et doit employer le doigt. Leur adhérence est telle que leur arrachement détermine parfois un petit suintement de sang. Son haleine est très fétide.

Par la rhinoscopie antérieure, on constate dans le nez les lésions communes de l'Ozène : élargissement des fosses nasales, atrophie de la muqueuse et des cornets. Croûtes jaunes mélangées d'un peu de sang. Le pharynx est très rouge, et par place recouvert de croûtes. Les amygdales sont engorgées et rouges. Le larynx, à part une teinte rouge, semble normal. Nulle part des croûtes.

En faisant faire de larges inspirations à la malade, on s'aperçoit que la trachée est recouverte en grande partie de croûtes, et de mucosités analogues à celles qui existent dans le nez.

Le diagnostic d'Ozène trachéal ne paraît pas douteux.

POUMON

Certaines affections nasales, l'Ozène en particulier, ont une influence manifeste sur le développement de la tuberculose pulmonaire.

Dans ce cas qui nous intéresse spécialement, c'est à la suppression du mucus nasal qu'il faut attribuer l'envahissement du bacille de Koch.

En effet les expériences de Strauss ont prouvé que le bacille de la tuberculose se trouvait même dans le nez des sujets sains, et surtout chez ceux qui vivent au contact de tuberculeux, tels que les infirmiers des hôpitaux, par exemple.

Dans ces conditions, l'action bactéricide du mucus nasal le rend inoffensif. Mais que ce mucus ne soit plus sécrété, comme il arrive dans l'Ozène, les fosses nasales deviennent un milieu de moindre résistance, le bacille de Koch triomphe et se disperse dans les voies respiratoires inférieures.

L'observation suivante vient à l'appui de cette théorie.

Observation II (Deglaire)

Ozène nasal et trachéal, pharyngite sèche, tuberculose pulmonaire consécutive.

Anna R..... âgée de 18 ans, couturière, habitant Liancourt (Oise).

Aspect extérieur bon. Rien dans les antécédents héréditaires. Depuis deux mois, elle tousse, sa voix est enrouée, et elle sent quelques picotements dans la gorge.

Depuis quelques jours : perte d'appétit, un peu de fièvre le soir, sueurs nocturnes.

Depuis plusieurs années déjà elle mouche des croûtes épaisses à odeur fétide, et depuis quelque temps, elle ne sent plus les odeurs.

Plus tard sa gorge est devenue sèche : il s'y forme des mucosités assez adhérentes qu'elle a de la peine à détacher : son haleine est fétide.

Examen. — Aspect extérieur du nez normal, pas de déviation à la cloison.

A l'examen rhinoscopique, on constate que les deux narines sont également remplies de croûtes et de mucosités épaisses, adhérentes aux cornets, surtout au cornet moyen. Une fois débarrassée des croûtes, la muqueuse apparaît amincie et atrophiée : *les fosses nasales* sont très larges ; *le pharynx nasal* est lui aussi recouvert de sécrétions durcies analogues : il faut un fort écouvillonnage pour les détacher.

Larynx : présente une teinte rouge, hyper-émiée ; pas de croûtes, mais à travers les cordes vocales, descend jusque dans la tra-chée une traînée de mucosités moins sèches que les précédentes, et qui va en s'amin-cissant

Auscultation : aux deux sommets on cons-tate un peu de submatité.

A gauche : respiration faible, diminution du murmure vésiculaire et expiration prolongée.

A droite : respiration rude, quelques frot-tements et quelques craquements secs et humides.

Le cœur est sain, le foie ne paraît pas augmenté de volume, la malade est bien réglée, la peau est brûlante.

Observation III (Personnelle).

Madame L. 45 ans, ménagère.

Le 1ᵉʳ janvier 1898, la malade est atteinte

d'une grippe qui lui dure près d'un mois. Au milieu de cette maladie, le nez et le larynx se prennent.

Au mois d'avril nous revoyons la malade.

Examen : Cornets atrophiés, recouverts de croûtes blanchâtres et ozéneuses.

Pharynx nasal infecté.

Pharynx : peu d'hypérémie, sécheresse de la muqueuse.

Larynx : Epiglotte légèrement tuméfiée, présente une série de granulation. Partie interaryténoïdienne couronnée de végétations.

Corde vocale gauche hypérémiée dans sa moitié externe.

Corde vocale droite complètement hypérémiée.

Base de la langue variqueuse. L'aphonie n'a jamais été complète. Fièvre vers 4 ou 5 heures du soir. Transpirations nocturnes, quelques vomissements.

VOIES DIGESTIVES

Deumier dans sa thèse (1889) décrit la gastrite catarrhale des ozéneux, attribuable à la déglutition des matières putrides.

En effet souvent les ozéneux signalent dans leur histoire quelques troubles digestifs. Ils racontent que le matin ils ont la bouche mauvaise, du pyrosis, des nausées, des vomissements, de la soif.

Leur visage est pâle, ils digèrent mal et maigrissent.

On est quelquefois tenté de mettre ces troubles sur l'alcoolisme que l'on peut constater; mais si on examine plus attentivement son malade, on ne tarde pas à découvrir la véritable cause : la déglutition des sécrétions et des croûtes, qui s'accumulent pendant la nuit dans le naso-pharynx.

DERMATOSES

Certaines dermatoses : eczéma, acné, psoriasis, peuvent avoir eu pour point de départ une affection nasale.

Deumier cite un cas d'érysipèle chez une jeune fille atteinte d'Ozène.

Il se fit deux poussées d'érysipèle à un an d'intervalle, et au mois de mars de chaque année.

La malade remarquait que chaque fois l'Erysipèle était sorti par le nez et avait envahi tout le côté droit de la face.

L'Ozène ayant été traité, l'érysipèle ne reparut plus.

APPAREIL OCCULAIRE

L'infection de l'appareil occulaire dans le cas d'Ozène se fait par voie ascendante. Les complications qu'on observe de ce côté peuvent être d'une certaine gravité.

En voici un cas observé en 1893.

Observation IV. 6 septembre 1893.

(Deglaire)

V. Augustine, 24 ans, cuisinière.

Déviation de la cloison à droite.

Ozène très prononcé depuis 9 ans environ.

Il y a un an, et cette année en juillet, la malade a été atteinte d'une dacryocystite gauche, c'est-à-dire du même côté atteint d'Ozène.

Depuis trois jours une troisième récidive

se déclare. En effet à ce moment, la malade avait remarqué quelques désordres dans le cours des larmes : celles-ci coulaient sur la joue, surtout quand la malade se livrait à un travail un peu délicat. Le travail à la lumière était pénible. Son œil gauche était injecté, surtout au niveau de l'angle interne.

Les larmes sont devenues un peu louches, la malade présentant alors, au-dessous du grand angle de l'œil, un gonflement allongé bien circonscrit, assez dur ; quand on le presse, on fait sortir un peu de liquide par les points lacrymaux.

Dans cette observation, il n'y a pas eu à proprement parler de suppuration ; mais les cas de dacryocystite phlegmoneuse, suite d'Ozène ne sont pas rares.

C'est ce qui est arrivé chez une malade des Quinze-vingt : une petite fille de 13 ans, qui, après avoir été opérée de sa dacryocys- tite, est venue réclamer nos soins pour un Ozène qui s'était déclaré depuis quelques années.

Les conjonctivites consécutives à l'Ozène ont comme ce dernier une tendance sclérogène.

Elles produisent assez facilement des ulcères de la cornée qui résistent longtemps aux traitements.

Chez les ozéneux les plaies traumatiques ou chirurgicales, s'infectent facilement malgré les grandes précautions antiseptiques que l'on emploie.

APPAREIL AUDITIF

D'après Zaufal les complications auriculaires seraient fréquentes.

D'après Martin au contraire (thèse 1881), elles seraient très rares.

Nous en avons relevé plusieurs observations.

La suivante est tirée de la thèse de Deglaire.

Observation V.

Marie P.... 24 ans, cultivatrice. Bonne constitution, bien réglée. Aucune maladie grave.

Depuis 7 à 8 ans, elle est sujette aux rhumes de cerveau. Depuis 4 ans son coryza est passé à l'état chronique : elle mouche des croûtes ayant une grande fétidité. Elle ne sent pas les odeurs.

Il y a 2 ans, elle a eu une maladie d'oreille (côté gauche) : elle a eu pendant 2 ou 3 jours des douleurs violentes et quelques bourdonnements, puis son oreille s'est mise à couler, et cet écoulement a duré pendant 2 mois environ.

Après cela, elle a remarqué qu'elle entendait moins bien de l'oreille gauche.

Etat actuel : le 9 décembre 1893, elle se présente, accusant de nouveau quelques douleurs d'oreille, toujours à gauche, depuis 4 ou 5 jours ; la veille l'écoulement a réapparu.

A l'examen rhinoscopique, les fosses nasales apparaissent très élargies, et recouvertes de mucosités fétides.

L'examen de l'oreille gauche fait découvrir une perforation, au-dessous de l'ombilic, à bords un peu enflammés. Les osselets semblent intacts.

L'acuité auditive est diminuée à gauche.

CHAPITRE X

Le médecin ne devra pas baser son diagnostic sur le seul symptome : fétidité de
l'haleine.

On rencontre en effet cette fétidité en dehors de l'Ozène vrai, dans la rhinite chronique simple ou compliquée, dans la sinu-
site, dans la syphilis et les néoplasies du nez.

Il devra donc se garder contre les faux
Ozènes, car de là dépendra la direction du
traitement.

Dans la rhinite chronique, pas d'atrophie,
pas de microbisme spécial, ni accidentel, ni
causal. La mauvaise odeur est extrêmement
rare, elle est rarement intense, elle est plu-

tôt sentie par le malade lui-même que par son entourage, elle n'a pas le caractère repoussant spécifique de l'Ozène vrai.

Le diagnostic devient plus difficile quand on a affaire à la rhinite chronique consécutive à des végétations adénoïdes, à un empyème sinusal, ou à un corps étranger.

En voici quelques observations :

Observation VI (Lautmann).

Emilienne D.... — 12 ans.

Pas d'Ozène dans la famille.

Antécédents personnels. — Rougeole dans l'enfance, pleurésie à 14 ans. A été opérée d'une crête de la cloison il y a 3 mois, parce qu'elle éprouvait des difficultés de respiration depuis un an.

A toujours beaucoup mouché.

Depuis son opération elle sent mauvaise odeur remarquée par elle (Cacosmi subjective), mais elle ne sent pas mauvais quand elle se fait des irrigations nasales à l'aide du siphon de Weber, conseillées à la suite de l'opération.

Examen du 14 novembre : Nez pointu, mince, droit, long, rempli de croûtes grisâtres, dures, grumeleuses, teintées de sang et difficilement détachables. Muqueuse saigne abondamment au toucher avec le stylet.

A gauche, inspection entièrement empêchée par une synéchie qui s'établit entre la cloison et le cornet inférieur.

Perforation de la cloison au-dessus de la synéchie permettant à la pointe du stylet le passage (perforation évidemment traumatique).

A droite, cornet inférieur peut-être moins grand que d'habitude, muqueuse du nez pâle comme toutes les autres muqueuses de la malade. Réflexes pharyngiens augmentés, rhinoscopie postérieure impossible.

Les cordes vocales ternes, entièrement libres dans toute leur étendue.

Bruit de diable. Lobe supérieur du poumon

à droite infiltré ; à gauche des râles sibilants, expiration prolongée, pas d'albumine.

L'examen bactériologique montre : groupes de staphylocoques, de rares chaînettes de streptocoques ; pas de bacilles, pas de forme encapsulée.

C'est là le cas d'un faux Ozène, produit par synéchie entravant l'expulsion complète des mucosités et en favorisant la fétidité.

Cette même fétidité est produite par les corps étrangers du nez (Polypes muqueux, végétations adénoïdes) ; elle disparaît après leur extirpation.

M. Schestakaw prétend que toutes les fois que l'on rencontre des végétations adénoïdes, l'Ozène vrai n'est plus en cause.

Dans le cas d'empyème sinusale, on a l'unitéralité du siège, de l'hypertrophie, plutôt que de l'atrophie ; la fétidité n'a pas le caraetère spécial de l'Ozène, c'est une odeur plutôt fade que repoussante, parfaitement sentie par le malade lui-même, et changeant avec l'état de réplétion des sinus.

De plus pas de bacille encapsulé dans le pus.

La syphilis n'a aucune relation avec l'Ozène vrai, mais les accidents tertiaires peuvent créer une affection du nez qui peut avoir plusieurs points de ressemblance. Dans la syphilis tertiaire, on a de larges pertes de substances, la destruction de la charpente osseuse, la disparition ou les ulcérations de la cloison, quelquefois la nécrose d'une partie de la charpente osseuse. Le siège de prédilection de ces séquestres est la cloison, on peut néanmoins les rencontrer sur les autres parties du nez.

Observation VII (Lautmann).

F..... âgée de 40 ans, avait contracté la syphilis il y a 10 ans.

Elle n'a suivi qu'un traitement fort incomplet. Elle est venue consulter à cause d'une horrible fétidité, qu'elle sentait elle-même du reste, et qui ne datait que de quelques mois. A l'examen, on voit une rhinite hypertrophique diffuse, avec sécrétion muco-purulente abondante, hypertrophie polypoïde du cornet moyen droit. Pas d'ulcération, pas de perforation de la cloison.

Gouguenheim enlève l'hypertrophie polypoïde avec l'anse froide, conseille les irrigations avec le siphon de Weber, le traitement spécifique. A chaque consultation la malade est examinée par nous ainsi que par tous les élèves du service. La fétidité continue, quoique le traitement soit suivi avec rigueur, la malade étant reçue (Salle Aran).

La cause de cette fétidité, un séquestre présumé par Gouguenhcim ne peut être découvert par la rhinoscopie antérieure, jusqu'à ce qu'un jour Gouguenheim examinant le palais de la malade découvre une résistance moindre sur une partie du palais qui mit sur la trace d'un séquestre large intéressant le plancher de la fosse nasale Ce séquestre continuait son travail d'élimination même sous le traitement antisyphilitique.

L'Ozène symptomatique d'une tumeur maligne du nez sera facilement reconnu par la rhinoscopie antérieure.

Quant aux tumeurs de l'ethmoïde qui sont quelquefois accompagnées de sécrétion muco-purulente, de fétidité, d'anosmie, de troubles visuels, de céphalées, on tiendra grand compte pour le diagnostic de l'épistaxis causé par l'ulcération de la tumeur.

CHAPITRE XI

PRONOSTIC

Il est des plus sérieux, c'est une infirmité rebelle qui condamne ceux qui en sont atteints à une existence morale des plus pénibles.

Néanmoins sous l'effet du traitement, cette mauvaise odeur disparaît vite, en quelques jours, dès que les croûtes sont enlevées.

On admettait autrefois sans discussion que l'Ozène était incurable, il n'en est plus de même aujourd'hui : Grunvald, Bresgen, Tissier, Ruault, ont rapportés des observations d'Ozène guéris par un traitement approprié.

On voit même cette affection disparaitre à la suite de la grossesse ou par les seuls progrès de l'âge. Ceci explique que la plupart des auteurs considère la rhinite fétide comme rare chez le vieillard.

Sous l'effet du traitement, on peut voir l'état de la muqueuse se modifier peu à peu, les sécrétions devenir plus humides, plus épaisses, ne plus former ces croûtes qui sont causes de la fétidité, les glandes se régénèrent, et l'épithélium de la muqueuse se répare.

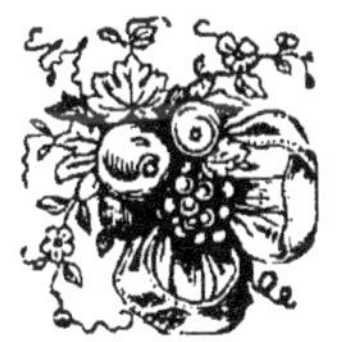

CHAPITRE XII

TRAITEMENT

Deschamp, dans le travail qu'il publia en 1804, donne un aperçu des traitements employés à cette époque. Nous ne pouvons mieux faire que de le reproduire.

« Celse conseille pour la guérison de l'Ozène, de raser la tête du malade et de la lui faire frotter fortement et souvent, en répandant beaucoup d'eau chaude dessus. Il veut qu'il se promène beaucoup, qu'il prenne peu d'aliments, qu'il évite ceux qui sont acres et trop nourrissants. Il conseille aussi de porter dans les narines une sonde couverte de laine et enduite d'un mélange de miel et de résine de térébenthine pour détacher les croûtes des ulcères, qu'on fera sortir du nez en faisant éternuer le malade.

Lorsque les ulcères sont détergés, il conseille de se servir de suc de menthe et du miel mêlés ensembles et dans lesquels on trempera des tentes qu'on introduira dans les narines, en fixant un fil à leur partie inférieure.

Mayern et Fallope recommandent l'eau d'alun légère, la décoction de Sabine et de Scordium, dans laquelle on fera dissoudre une once d'onguent œgyptiac, et enfin les injections fréquentes d'une liqueur faite avec le même onguent, le miel rosat et l'esprit de vin.

On suppose, en conseillant ces remèdes, que le mal soit borné à la membrane pituitaire ou aux ailes du nez et à ses parties cartilagineuses, car s'il avait porté ses ravages jusque sur les os mous et spongieux que ces diverses parties recouvrent, s'ils étaient cariés, le seul espoir qu'il puisse y avoir est dans l'exfoliation des os altérés ».

Plus loin Deschamp continue :

« Si le siège de l'Ozène permettait d'y porter un cautère actuel, il faudrait le faire, parce qu'alors on le réduirait à l'état d'un ulcère simple et on en triompherait, si comme je l'ai dit plus haut il n'était pas entretenu par un vice caché, impossible à détruire.

Si l'Ozène est situé trop profondément pour pouvoir être aperçu et cautérisé et qu'il ait résisté aux moyens employés pour combattre un vice qu'on aura cru existant, il faut l'abandonner et se borner aux moyens palliatifs, car il est incurable ».

Aujourd'hui tous ces moyens sont abandonnés et c'est la méthode antiseptique qui triomphe.

Du reste les nombreux cas d'amélioration et de guérison qu'elle nous a donnés en sont la preuve irrécusable.

Mais la difficulté de faire l'antisepsie des voies respiratoires antérieures est grande, si on emploie les procédés ordinaires décrits habituellement.

Nous allons passer en revue les différents moyens de traitement usités, et nous terminerons par le procédé de choix : la *pharyngothérapie*.

Les tampons d'ouate, fixés soit sur un stylet, soit sur une pince à forcipressure ne peuvent être d'une grande efficacité : le pharynx nasal, et surtout l'espace mort que j'ai décrit plus haut, étant couvert de mucosités difficiles à détacher, et l'introduction de l'instrument provoquant une action réflexe désagréable qui force l'opérateur de s'arrêter.

Les vaporisations sont d'excellents moyens employés pour porter sur les muqueuses nasales et pharyngées les actions médicamenteuses.

Une capsule contenant le médicament dissous dans de l'eau maintenue à l'ébullition, et un entonnoir recevant les vapeurs qui s'en dégagent, constituent un appareil simple et commode pour ce genre de traitement.

Les vapeurs seront inhalées à distance par

le malade, et rejetées par le pharynx nasal et les fosses nasales.

Nous ne maintiendrons cette thérapeutique que si on la fait suivre des irrigations rétro-nasales.

Les lotions nasales aspiratrices sont à rejeter à cause de l'introduction possible d'un liquide infecté dans les voies respiratoires inférieures.

Le gargarisme n'agit que sur le pharynx buccal, nous le rejetons sans hésitation.

Nous ne parlerons que pour le citer du gargarisme laryngo-nasal du docteur Guinier, qui non seulement n'est pas pratique, mais peut encore introduire dans le nez un liquide souvent infecté parla cavité buccale.

Les douches de la gorge, faites avec un bock et un caoutchouc terminé par une canule simple, sont excellentes pour les lavages du pharynx et des amygdales, mais elles ne pénètrent pas dans le pharynx nasal.

Pour faire ces douches, on recommande de faire d'abord une forte inspiration, et pendant la douche de ne faire qu'une expiration lente et prolongée en émettant la voyelle (A).

Surtout ne pas faire d'inspiration pendant ce temps de l'opération.

Les douches de Weber faites soit avec le *bock*, soit avec le siphon qui porte le nom de l'inventeur, offrent plusieurs inconvénients :

Il faut prendre la précaution de ne pas agir avec une trop grande pression, 1 m. 50 suffisent amplement. Il faut que la canule soit enfoncée horizontalement, la tête étant droite, afin que le jet suive une ligne parallèle au plancher nasal. Si le jet était oblique par rapport à ce dernier, il se dirigerait du côté du méat supérieur, et pourrait amener une syncope. De là difficulté sérieuse quant il s'agit de traiter les méats supérieurs ou les sinus frontaux.

Si on se reporte à la direction qu'ont les trompes d'Eustache, on voit qu'elles sont admirablement placées pour recevoir le liquide injecté ; que ce liquide soit infecté, il peut

en résulter ultérieurement une otite moyenne.
Il est vrai qu'il suffira de ne pas faire de mouvement de déglutition pendant l'irrigation pour éviter cet inconvénient, mais les mouvements réflexes sont souvent plus forts que les malades.

De plus les irrigations antérieures faites avec le siphon de Weber n'atteignent même pas le naso-pharynx.

En effet : le liquide antiseptique injecté par une narine, monte dans la fosse nasale correspondante jusqu'à la partie postérieure de la cloison, passe par-dessus cette cloison, retombe de l'autre côté et s'échappe par l'autre narine.

Dans ce mouvement d'ascension et de descente, la partie postérieure du pharynx nasal n'a pu être touchée, puisque le liquide retombe de l'autre côté de la cloison aussitôt qu'il arrive au niveau de celle-ci ; de plus il existe une distance d'un centimètre environ entre la face postéro-supérieure du pharynx nasal et le bord postérieur de la cloison.

Autre inconvénient : les produits normaux ou anormaux situés dans la première des fosses nasales irriguée, sont obligés pour sortir de passer par l'autre fosse nasale ; d'où risque d'infection.

Avec la pharyngothérapie, ou rhinoscopie postérieure ces inconvénients n'existent pas.

En effet, c'est là sur le pharynx nasal, sur ce point mort que tous les effets sont dirigés. Tous les points du pharynx nasal sont touchés, et si l'opération est bien conduite pas un n'y échappe.

Ce sera donc le procédé de choix toutes les fois qu'il s'agira de faire de l'antisepsie nasale et pharyngienne.

Nous allons le décrire :

Le principe en est simple : laver le pharynx nasal d'abord, et ramener d'arrière en avant les eaux de lavage par le chemin le plus court, c'est-à-dire la voie nasale, celle que les microbes ont pris pour s'introduire dans l'organisme.

Trœlsch dans ce but avait imaginé une

canule longue et rectiligne : une de ses extrémités était percée de trous, il l'introduisait par les narines et portait ainsi le jet liquide directement dans le pharynx nasal.

Solis Cohen, le premier eut l'idée d'introduire par la bouche une sonde recourbée et fixée par son extrémité libre à une seringue ; mais cet appareil d'un maniement peu commode pour le médecin devenait impraticable entre les mains du malade. Le lavage ne pouvait être qu'insuffisant.

Aussi ce procédé fut-il l'objet de nombreux perfectionnements : la forme des canules employées aujourd'hui ne diffère guère de celle de Solis-Cohen ; l'extrémité seule a subi quelques modifications. Les unes sont terminées par une petite sphère percée de nombreux trous laissant le passage au liquide, autrement dit sont terminées en pomme d'arrosoir ; les autres ont leur extrémité aplatie pour donner un jet en éventail.

Cette dernière disposition est celle du docteur Vacher, c'est celle que préfère le docteur Lermoyez. Elle s'insinue en effet mieux que la précédente entre le voile et la paroi pharyngienne postérieure.

Les canules de métal sont recommandées de préférence à celles de caoutchouc durci qui se stérilisent plus difficilement, ou aux canules de verre trop volumineuses et sujettes à se briser.

Cette canule sera adaptée soit à un énéma, soit à un siphon de Wéber, soit à une douche qu'on pourra élever à une hauteur de 1^m à 1^m50 selon la pression que l'on voudra obtenir.

Ce procédé que nous avons choisi comme traitement de l'Ozène, nous a donné les meilleurs résultats, nous pourrions même dire des résultats souvent inespérés.

Si l'on veut détacher des croûtes ou des mucosités très adhérentes, on peut avoir recours à l'appareil à injection forcée. Cet appareil se compose d'un flacon contenant le liquide à injecter. Il est fermé hermétiquement par un bouchon, traversé par deux tubes. L'un de ces tubes plonge jusqu'au fond du flacon, il est relié à la canule par un tube de caoutchouc. L'autre s'arrête à la partie supérieure du flacon, et est mis en communication avec une poire de Richardson qui donne la pression. Un robinet situé sur le premier tube intercepte la communication entre le canule et le flacon.

La pression donnée, on ouvre le robinet, tout en continuant de presser sur la poire.

Cette pression s'exerce à la surface du liquide qui est projeté dans la canule avec une force qu'on peut plus ou moins modérer.

Comme nous l'avons dit plus haut, cet appareil ne sera employé que dans des cas exceptionnels. Dans les cas ordinaires, le malade fera mieux de s'en tenir au bock.

Aussitôt que la sonde a franchi le voile du palais et est relevée, elle se trouve enserrée dans cette position. En effet, par action réflexe le voile du palais s'est soulevé et est venu s'appliquer contre la paroi postérieure du pharynx.

Le liquide qui sort de la canule, projeté en tous sens dans cette cavité, en irrigue toutes les anfractuosités et s'écoule par les deux narines.

Les avantages de ce procédé se déduisent d'eux-mêmes :

1º Lavage complet.

2º Les mucosités chargées de micro-organisme suivent une voie rétrograde.

3º Le liquide projeté ne peut retomber dans les voies respiratoires inférieures, il en est empêché par le voile du palais qui est relevé.

4º Il n'y a pas à craindre d'otite moyenne. En effet le bourrelet postérieur de l'Ostium nasal, qui sépare l'orifice des trompes de la fossette de Rosenmuller, bourrelet que l'on sent facilement en faisant le cathétérisme de la trompe d'Eustache avec la sonde d'Itar, ce bourrelet, disons-nous, s'oppose par sa disposition anatomique à l'entrée du liquide dans les trompes.

5º Les malades, non seulement supportent admirablement l'introduction de la sonde rétro-nasale, mais encore arrivent très rapidement à s'en servir eux-mêmes.

Certains sujets ont quelquefois de l'hypéresthésie de la muqueuse de l'arrière-bouche. On fera disparaître cet inconvénient en faisant un badigeonnage préalable avec une solution de cocaïne au $1/50^{me}$, ou mieux en portant rapidement la sonde en arrière, en suivant les règles qui sont indiquées ci-dessous.

L'insensibilité relative de la partie supérieure du voile du palais, fait que la sonde une fois placée, le malade n'éprouve pas de nausées.

Voici les règles auxquelles il faudra se conformer pour arriver facilement au but.

1° Avant l'introduction de la sonde.

(*a*) Relever légèrement la tête.

(*b*) Tenir la sonde entre les quatre premiers doigts de la main droite, et le pouce en dessous, la courbure de la sonde dirigée en haut.

(*c*) Lever la main à la hauteur des yeux. la sonde dirigée vers la bouche.

2º Introduction de la sonde.

(*a*) Dans un mouvement rapide et dirigé de bas en haut, faire pénétrer vivement la sonde dans la bouche, en franchissant la barrière molle du voile du palais.

(*b*) Abaisser légèrement la sonde qui vient se placer derrière la luette.

(*c*) Incliner la tête en avant, respirer fortement par la bouche, et faire couler le liquide.

3º Sortir la sonde.

Elever la partie antérieure de la sonde en tirant en avant.

Les solutions médicamenteuses auxquelles nous donnons la préférence sont faites avec le naphtol ou la résorcine.

Voici les formules qui nous ont donné les meilleurs résultats.

1º Naphtol β, ... 2 gr.

Alcool, ... 100 gr.

Une cuillerée à café par litre d'eau bouillie tiède.

2° Naphtol β, 1 gr. en 10 paquets,

Un paquet pour un litre.

3° Résorcine, 1 gr.

Pour un paquet, à faire dissoudre dans un litre d'eau bouillie tiède.

CHAPITRE XIII

OBSERVATIONS DE MALADES AYANT ÉTÉ
TRAITÉS PAR LA PHARYNGOTHÉRAPIE

Observation VIII.

En avril 1897 se présente Mlle S....,
âgée de 17 ans, d'apparence bien portante,
petite, grassouillette, au visage arrondi,
mais où l'on remarquait à distance un nez
petit, légèrement relevé au niveau du lo-
bule, la narine largement ouverte, le dos
étroit, incurvé comme pour former une concavité ouverte en avant et en haut, légèrement déprimé sur les parties latérales.

Cette malade était accompagnée de sa mère qui nous dit tout de suite que son enfant sentait mauvais du nez déjà depuis un certain nombre d'années, et qu'elle avait consulté sans résultat trois spécialistes dont les traitements avaient pourtant été suivis longtemps, et scrupuleusement.

La malade se plaignait du manque d'odorat, de sécheresse du nez et de la gorge, de ce fait qu'elle mouchait des sécrétions croûteuses et épaisses, également des deux côtés du nez (ces croûtes ne se détachaient qu'après de violents efforts d'expiration). Elle se plaignait en même temps de bourdonnements dans l'oreille gauche (bruit de vapeur) et d'une diminution de l'ouïe du même côté. De temps en temps elle présentait des vertiges d'une intensité variable.

A l'examen : On constate sur les parties latérales du nez au niveau de l'union de la partie cartilagineuse avec les os propres du nez, deux dépressions tout à fait semblables à l'empreinte que produit l'index sur de la

cire molle après une douce pression prolongée. C'était déjà là pour nous l'indication
d'une atrophie caractéristique due d'ailleurs
à une sorte de subluxation incomplète de la
partie cartilagineuse du nez par rapport aux
os propres.

A l'intérieur des deux côtés, nous trouvons
des croûtes étendues et adhérentes surtout
au niveau du bord libre des cornets inférieurs
dont elles épousent la forme. Enlevées, elles
laissent apparentes des cavités nasales très
élargies, la muqueuse pituitaire étant amincie sur une charpente osseuse, elle-même
très réduite par l'atrophie.

Dans l'inspiration et dans l'expiration,
l'air circule largement dans chaque narine
sans bruit. Les sécrétions enlevées présen-
taient une odeur fétide particulière.

Le pharynx proprement dit était frais, humide, normal, mais, quand le voile du palais
dans ses mouvements s'élevait, la muqueuse
paraissait sèche, luisante :

La rhinoscopie postérieure permettait de

voir que cette sécheresse de la muqueuse allait très nettement en augmentant de bas en haut vers les choanes.

L'examen des sinus, ne releva pas de participation de ces cavités à la maladie.

La santé générale nous paraissait excellente :

Rien du côté des reins.

Rien du côté des voies respiratoires.

Rien du côté de l'estomac.

L'examen de l'oreille gauche ne nous révéla qu'une légère dépression tympanique dans le segment antérieur et supérieur ; transparence normale ; osselets peu mobiles.

Nous interrogeâmes la maman pour savoir s'il était possible d'établir le début de ces accidents. Elle nous répondit qu'en naissant l'enfant n'avait sûrement pas d'affection du nez rappelant celle observée aujourd'hui, et que personne dans la famille ne souffrait de punaisie.

Il lui semblait que vers 8 à 9 ans, l'enfant avait des rhumes de cerveau fréquents, et la maladie actuelle paraissant s'être installée quelques années plus tard.

La clinique nous donnait assez d'indication pour établir que notre diagnostic était : rhinite atrophique fétide, avec propagation au pharynx nasal (Pharyngite sèche) et retentissement sur l'oreille gauche (vertiges et bruits, surdité). Maladie acquise, et n'ayant encore eu jusque-là aucun retentissement sur la santé générale. L'examen bactériologique décela au milieu d'une grande variété de microbes (staphylocoques, diplocoques, tétragènes), l'existence du microbe de Lœvenberg.

Les ensemencements faits avec les sécrétions sur pomme de terre, reproduisaient très nettement la fétidité de l'Ozène, sans que nous puissions dire par quel microbe spécial cette dernière était produite.

Nous instituâmes le traitement :

Irrigations rétro-nasales de la gorge et du nez, douches de la gorge, pommade à la résorcine.

Au bout de 8 jours, disparition de la fétidité et des sécrétions, avec persistance de temps en temps de sécrétions demi-molles adhérentes qui étaient enlevées directement avec un stylet muni d'ouate.

La toilette du nez faite par la malade était complétée par une intervention du médecin.

Vers le sixième mois, après avoir maintenu l'état de propreté presque parfaite du nez, la muqueuse prend une coloration plus vive, et augmente d'épaisseur.

Plus tard elle a ses caractères presque normaux, l'anosmie persistant.

Au bout d'un an, à titre d'essai, nous suspendons les lavages, qui n'étaient faits qu'une fois le matin pendant 15 jours, et les sécrétions ne s'étaient pas reproduites pendant ce laps de temps. Mais à partir de ce moment la malade fit des lavages tous les matins par prudence, par habitude, et par prophylaxie.

Elle se marie.

Revue en décembre 1898, la guérison paraît définitive.

Remarque. — Parmi les nombreux points intéressants de cette observation, nous tenons à relever plus particulièrement les suivants :

1° Le nez avait une conformation particulière (nez en selle) qu'on observe presque toujours dans le cas d'Ozène, de plus nous croyons que cette *dépression digitale* au niveau de la partie moyenne du nez et siégeant des deux côtés, a une importance telle qu'elle peut être sûrement considérée comme caractéristique de l'Ozène.

2° C'est à la violence de l'expiration forcée que nous attribuons les complications auriculaires. La malade pour détacher ses sécrétions épaisses et adhérentes qui encombrent le nez, se mouchait avec force. L'air retenu retournait vers les trompes qui s'obstruaient et s'infectaient.

Quant à l'unilatéralité des bruits (côté gauche) nous l'expliquons par ce fait que la narine gauche était plus étroite que la narine droite, il s'ensuivait que l'air était plus comprimé de ce côté et que l'oreille gauche était plus fatalement influencée.

Les vertiges étaient d'origine tubaire et tenaient à l'obstruction de la trompe gauche.

3° Dans cette observation nous voyons que l'Ozène s'accompagne de pharyngite sèche, ce qui veut dire pour nous que l'Ozène, comme la plupart des maladies du nez, suit dans sa marche la voie descendante, et ici nous surprenons la maladie au point où elle avait déjà envahi tout le pharynx nasal.

4° L'absence d'albumine démontre bien l'absence de toute généralisation de la maladie.

5° L'affection paraît avoir été consécutive, comme cela s'observe si souvent, à de nombreux coryza qui avaient précédé son éclosion.

6° Cette observation établit très formellement la curabilité de l'Ozène.

7° Elle établit aussi que c'est le bacille de Lœvenberg qui paraît bien être à la fois la cause et la caractéristique de cette rhino-pathie.

Observation IX.

Ozène, rhino-pharyngite sèche. Inflammation du sinus maxillaire droit.

Mme C.... 30 ans, ménagère.

Elle vient au mois d'avril 1897, se plaint de sécheresse de la gorge. Odeur *sui generis* des fosses nasales.

Rhinite sèche : croûtes desséchées sur les parois des cornets et de la cloison.

L'arrière-nez est infecté. — Toux sèche. Rien sur les aryténoïdes, ni sur les cordes vocales.

Traitement : irrigations rétro-nasales avec la solution de naphtol ; badigeonnage du nez et du pharynx nasal avec une solution de résorcine au 10me. Pilules de gaiacol comme traitement préventif.

Au bout de un mois : grande amélioration, les croûtes se reforment difficilement.

Les irrigations sont continuées avec persistance.

Six mois après, la malade pouvait être considérée comme guérie.

Observation X (Personnelle) 22 septembre 1897.

M. F... 23 ans, tailleur.

Rhinite atrophique fétide. Ventilation insuffisante des caisses. Dépression de la membrane du tympan suite de catarrhe chronique des trompes et des caisses.

Congestion labyrintique à gauche.

Début : 7 ans 1/2.

On voit le fond de la caisse à gauche par transparence.

Les accidents auriculaires sont rapidement améliorés à droite, et restent stationnaires à gauche, même après le rétablissement de la perméabilité des trompes.

La propreté du nez s'établit après 8 jours

de traitement. Deux séances de lavages par jour suffisent pour la maintenir.

Le malade retourne à la campagne (Cher) et se dit guéri en janvier 1899.

Observation XI (Personnelle) 21 décembre 1897.

Mme F... 29 ans, couturière.

Ozène laryngien. Infection naso-pharyngienne peu marquée.

Ce cas est le type des accidents de l'arrière-nez qui donnent lieu aux infections du larynx par voie descendante.

Le larynx est pris depuis un mois ; l'arrière nez était infecté beaucoup plus anciennement. Nous conseillons notre traitement habituel. Les accidents laryngiens disparurent après 3 semaines.

Actuellement, l'arrière-nez est en parfait état, la malade n'en continue pas moins de faire une irrigation d'eau salée tous les matins, à cause de la fraîcheur et du bien-être qui en résulte pour elle à la gorge, à l'arrière-nez et dans le nez.

Observation XII (Personnelle), 27 janvier 1898.

Mme S.... 30 ans, couturière.

Ozène, rhinite atrophique, rhino-pharyngite sèche. Épaississement fibreux des membranes tympaniques, surdité plus marquée à gauche.

Début : il y a 14 ans.

Au bout de 8 jours de traitement : fosses nasales libres, la malade est en cours de traitement.

Observation XIII (Personnelle), 31 janvier 1898.

Mlle G.... 15 ans 1/2.

Rhinite sèche, rhinopharyngite sèche.

Asthme. Début : il y a 4 ans.

Bronchopneumonie antérieure.

Obstruction nasale partielle. Respiration buccale. Enfant chétif, petit. Déviation de la colonne vertébrale. Thorax bombé en avant. Toux.

Fin février : Toux disparue ainsi que les crises d'étouffement. Nez et arrière nez frais, humide. Traitement suspendu pendant 8 jours : la sécheresse du nez et de l'arrière nez réapparaît ; reproduction des sécrétions dans le pharynx et au-dessus.

Renseignements pris, l'enfant couche dans une chambre tendue d'étoffes, sans circulation d'air. Le traitement est repris régulièrement.

Juin : le nez et l'arrière nez sont en bon état, la santé générale est meilleure. L'enfant cesse tout traitement, part à la mer.

A son retour, les voies respiratoires sont en état satisfaisant.

Observation XIV (Personnelle), 2 mars 1898.

Monsieur M.... 40 ans. Relieur.

Depuis 16 ans : bourdonnements d'oreille continuels surtout à gauche.

Depuis 3 ans : vertiges, éblouissements, étourdissements, céphalées en casque.

Examen : oreille, dépression du tympan.

Nez : éperon à gauche, muqueuse sèche, couverte de croûtes blanchâtres.

Pharynx nasal : obstrué par un paquet de mucosités épaisses et grisâtres.

Pharyngite sèche granuleuse.

Le malade se plaint de picotements qui le font tousser.

L'infection a probablement réagie sur le système nerveux et déterminé l'état neurasthénique dans lequel le malade est plongé.

28 mars. — Moins de mucosités dans le pharynx nasal, moins de croûtes dans le nez.

16 avril. — Le malade est bien amélioré,

7

les bourdonnements et les vertiges persistent.

10 juin. — Ozène complètement disparu, nous faisons quelques cathétérismes pour rendre la perméabilité de la caisse et des trompes.

22 octobre. — Le malade vu pour la dernière fois est complètement guéri.

Observation XV (Personnelle), 22 avril 1898.

M. M..., 35 ans, tailleur.

En 1888 otite moyenne gauche avec suppuration qui après guérison a laissé une cavité virtuelle dans la région de l'attique.

A la même époque, l'arrière-nez et le nez se sont pris, sans que le malade s'en rende compte. Il vient aujourd'hui, se plaignant des mucosités épaisses qu'il a peine à détacher de l'arrière-nez.

Examen : Ozène. Rhinite atrophique. Pharyngite sèche, et pharynx nasal comblé de mucosités.

Notre traitement est institué.

29 avril. — Le pharynx nasal ne présente presque plus de mucosités, le nez presque plus de croûtes à odeur spéciale.

Le malade est revu au mois de juillet, il est en très grande voie d'amélioration.

Observation XVI (Personnelle), 16 mai 1898.

Mlle F..., 28 ans, brunisseuse.

Père mort tuberculeux avec fistule à l'anus, mère bien portante.

Fièvre typhoïde à 15 ans. — En 1896, deux angines. Le 16 mai 1898, elle vient à la clinique pour une bronchite qui dure depuis un an. Amaigrissement, sueurs nocturnes, fièvre.

Examen : Déviation de la cloison ; rhinopharyngite avec Ozène. Laryngite tuberculeuse avec œdème des aryténoïdes ; cordes vocales roses avec quelques ulcérations, aphonie complète.

Poumon : sommet droit.

Tous ces accidents, cette aphonie surtout existent depuis 6 mois.

En plus de notre traitement habituel, nous ordonnons des pilules de gaiacol.

Octobre 1898 : la malade va beaucoup mieux. Le larynx, les cordes vocales sont moins rouges et présentent moins de mucosités.

Aryténoïdes moins œdématiés. L'aphonie persiste encore, mais avec une certaine amélioration. Le pharynx nasal ne présente plus les croûtes et sécrétions épaisses qui l'infectaient. Seule une chandelle de mucosités jaunâtres et épaisses provenant des bourses de Luska, descend du pharynx nasal.

Cautérisation du pharynx et du nez à la résorcine. Cautérisation du larynx au chlorure de zinc.

En ce moment la malade est en très bonne voie de guérison.

Observation XVII (Personnelle), 5 juillet 1898.

M. F., 38 ans, correcteur.

Début : Il y a 10 ans.

Rhinite atrophique fétide sans participation de l'arrière-nez. Sécrétions sèches remplissant en partie le nez.

Proprété du nez établi après 3 semaines.

Etat analogue à la guérison après 3 mois.

Le traitement est continué actuellement.

Observation XVIII (Personnelle), 13 juillet 1898.

M. S..., 34 ans, boulanger.

Ozène. Rhinite atrophique.

Obstruction tubaire surtout à droite.

Dépression de la membrane du tympan à droite, vertiges, bruit de coquillages. On voit les étriers par transparence.

Les bruits, les vertiges résultant de l'obstruction des trompes disparaissent après un seul cathétérisme. Le nettoyage du nez est complet après 3 semaines de traitement. Le malade revu après 3 mois est dans un état très satisfaisant, qui n'a fait que s'accentuer jusqu'à ce jour.

Observation XIX (Personnelle), 29 août 1898.

Mlle C..., 13 ans.

Ozène. Rhinite atrophique. Début : 1 mois

La malade arrive après 15 jours seulement à bien pratiquer les irrigations rétro-nasales, et c'est à partir de ce moment seulement que la toilette du nez se fait bien. Le traitement, continué pendant 4 mois, a donné une guérison qui se maintient.

Observation XX (Personnelle), 23 sept. 1898.

M. D..., 26 ans, imprimeur.

Otorrhée droite, obstruction tubaire gauche :

Début de l'obstruction : 3 semaines à gauche, 7 mois à droite.

Infection microbienne du nez (Ozène ancien).

Pharyngite chronique bi-latérale.

Le nettoyage du nez se fait rapidement. La trompe gauche est vite rendue perméable. L'oreille droite est sèche après un mois de traitement.

Pour éviter un retour des accidents auriculaires, il est bien recommandé au malade de ne pas se moucher avec force.

Après 3 mois la santé générale paraît s'améliorer sensiblement.

Le malade se laisse ressaisir par ses occupations professionnelles, et néglige de revenir consulter.

Observation XXI (Personnelle), 28 sept. 1898.

M. L.... 24 ans, comptable.

Ozène. Pharyngite sèche. Infection purulente du naso-pharynx.

Début : enfance.

Voix enrouée.

Après trois semaines : voix normale, rhinopharynx moins sec, nez propre.

Traitement régulièrement suivi jusqu'en janvier 1899.

Après quinze jours de suspension de traitement, les sécrétions ne reparaissent pas, mais bien qu'en apparence guéri, le malade continue à titre de propreté et de prophylaxie les soins prescrits.

Observation XXII (Personnelle), 4 octobre 1898.

Mlle S....., 20 ans, employée de magasin.
Ozène. Rhinite fétide purulente.
Début : il y a deux ans.
A l'examen, la particularité que présente cette malade est que les sécrétions sont beaucoup plus liquides et plus abondantes que dans les cas ordinaires.
Après trois mois de traitement, les voies

respiratoires supérieures sont nettoyées, les sécrétions beaucoup moins abondantes et moins purulentes. Il suffit à la malade de faire une irrigation le matin pour avoir le nez libre.

Actuellement les fosses nasales sont beaucoup moins larges, la muqueuse plus épaissie, les sécrétions ont un caractère presque normal et nous autorisons la malade à partir en Angleterre en lui faisant la seule recommandation de faire tous les jours un court lavage à titre de propreté et de prophylaxie.

Observation XXIII (Personnelle), 5 octobre 1898.

Mme L..... 56 ans.

Ozène. Même infection que celle de son fils dont nous avons donné l'observation plus haut.

Début : dans l'enfance.

Plusieurs broncho-pneumonies antérieures.

Etat de propreté du nez obtenu après quinze jours de traitement.

Grande amélioration après quatre mois. Actuellement la malade paraît guérie.

Observation XXIV (Personnelle), 13 octobre 1898

Mme Vve R..... 52 ans, blanchisseuse.

Ozène, pharyngite sèche.

Ozène sous-glottique.

Début : il y a 8 ans.

Enrouement, dyspnée, bruits de compression dans les oreilles.

A l'examen, on voit sur le bord libre des cordes vocales, et sous les cordes vocales elles-mêmes, des placards de sécrétions adhésives, sèches et noirâtres.

Cet état particulièrement caractéristique a été modifié en trois semaines de traitement, de telle manière que le larynx a été débarrassé, le pharynx est devenu moins sec, le rhinopharynx ne se salissant qu'à la fin de la journée, le nez est redevenu propre.

Dans ces conditions la malade a été très soulagée bien que le nez ne présente pas encore de modifications de la muqueuse ni du squelette dans le sens du retour de l'intégrité.

Les accidents secondaires (Pharynx, Larynx, Trachée) avaient disparu complètement après trois mois de traitement. Le nez allant toujours de mieux en mieux, la malade actuellement se contente de faire une séance d'irrigation par jour, ce qui maintient ses voies respiratoires supérieures dans un état de propreté suffisant. La muqueuse s'épaissit et les fosses nasales paraissent moins larges.

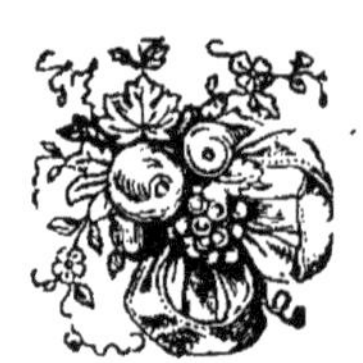

CHAPITRE XIV

1° Les fosses nasales renferment une variété assez grande de microbes, et entre autre celui de l'Ozène, le rhinobacillus de Lœvenberg.

2° A l'état normal, ces microbes sont maintenus sous une forme latente par l'action antiseptique du mucus nasal.

3° Quand ce mucus nasal vient à manquer ou à s'altérer, ce qui arrive dans l'Ozène, le rôle pathogène de la plupart de ces microbes se dévoile, et il peut en résulter des infections secondaires.

4° Il faudra toujours, à la moindre menace d'infection nasale, pratiquer l'antisepsie des voies respiratoires supérieures. On donnera la préférence aux douches de la gorge et aux grandes irrigations nasales *postérieures*. Ce traitement constitue la *pharyngothérapie*.

5° L'Ozène est une affection *que guérit* la pharyngothérapie.

BIBLIOGRAPHIE

Auclair. — Etude expérimentale sur les poisons
du bacille tuberculeux humain ; essai de
vaccination et de traitement (Thèse de
Paris, 1897).

Alvin. — Nouvelles recherches sur l'irrigation na-
sopharyngienne (Lyon médical, tome I,
pages 68-80 ; Annales des maladies de l'o-
reille, du larynx et du nez).

Baudoin. — Antisepsie nasale (Progrès médical,
25 novembre 1890).

Boutard. — De la tuberculose nasale (Thèse de
Paris, 1889).

Broich. — Sur le lavage du nez et du pharynx nasal (*Berlin-Klin Wochens*, 7 janvier 1889).

Buttersack. — *Zeitschrift für Klinische medecine*
No 29 (7e et 8e livraison) (Revue générale
de l'antisepsie 1897, nos 15 et 16).

Chabory. — De l'influence des affections nasales
sur l'appareil respiratoire (Thèse de Paris,
1892).

Constantin Paul. — Note sur l'irrigation nasale et naso-pharyngienne (Bulletin général de thérapeutique, LXXXIV, 1875).

Deglaire. — Des inflammations chroniques du rhino-pharynx, pharyngothérapie (Thèse de Paris, 1895-96).

Deschamp. — Traité des maladies du nez — 1804.

Gellé. — De l'écouvillonnage du pharynx rétro-nasal (Annales du mal de l'oreille, juillet 1889).

Gourc. — L'amygdale de W. Meyer. Bactériologie des tumeurs adénoïdes (Thèse de Paris, 1896-97).

Grallan. — De l'antisepsie buccale et nasale (Thèse de Paris, 1894).

Greliche. — Les infections d'origine nasale (Thèse de Paris, 1893-94).

Hosier. — Les affections du nez, cause des maladies des organes voisins et éloignés (Auscultation medical. Congrès de Sydney, 1892).

Lautmann. — Thèse de Paris.

Lepelletier. — Prophylaxie et traitement de la tuberculose pulmonaire par les irrigations rétro-nasales.

Lermoyez. — Thérapeutique des maladies des fosses nasales, des sinus de la face et du pharynx nasal.

Martin. — Thèse de Paris (1881).

Moldenhauer. — Maladies des fosses nasales et
du pharynx Trad. Potiquet, Paris, 1888).

Piaget. — Etude sur les divers moyens de défense
de la cavité nasale contre l'invasion microbienne (Paris, 1895-96).

Pissot. — Etude sur le lavage du rhino-pharynx et
ses indications (Paris, 1894-95).

Raugé. — L'irrigation naso-pharyngienne (Paris,
Doin, éditeur, 1889).

U. Ribary. — Klinisch-Anatomische Beiträge zur
Rinitis sicca anterior.

Tillaux. — Traité d'anatomie topographique.

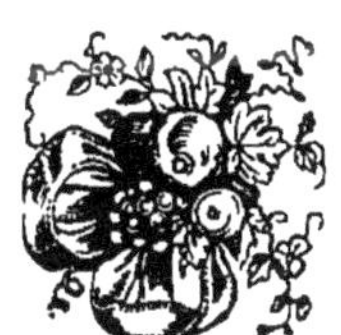

Laval. — Imprimerie parisienne L. BARNÉOUD & C⁰.